AF573477

DU DANGER

DES OPINIONS EXCLUSIVES

DANS LE TRAITEMENT

DU CHOLÉRA-MORBUS,

POUR SERVIR DE GUIDE-PRATIQUE AUX MÉDECINS QUI ONT PEU OBSERVÉ CETTE MALADIE.

PAR LE DOCTEUR DELEAU JEUNE,

Médecin de l'hospice des Orphelins pour le traitement des maladies de l'oreille, auteur de plusieurs mémoires sur les sourds-muets.

« Je veux que le médecin, lorsqu'il aperçoit que
» le pouls de son malade est défaillant, puisse
» donner un *stimulus*; je le crois, je le fais. »
BROUSSAIS. *Leçons sur le choléra-morbus.*

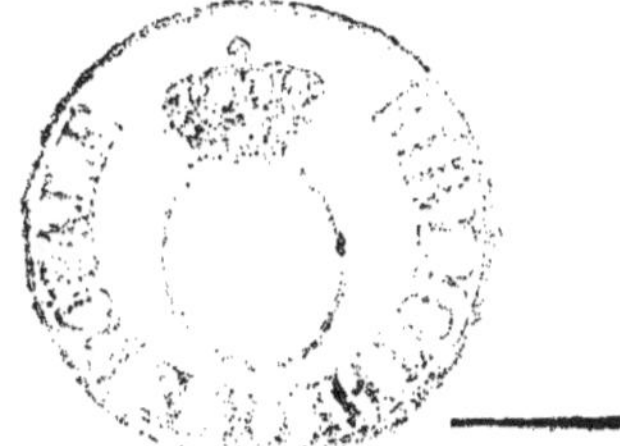

A PARIS,

CHEZ Mlle DELAUNAY, PLACE DE L'ÉCOLE DE MÉDECINE.

Juillet 1832.

DU DANGER

DES OPINIONS EXCLUSIVES

DANS LE TRAITEMENT

DU CHOLÉRA-MORBUS.

Le savant auteur du rapport de l'académie de médecine sur le choléra-morbus épidémique a tracé l'histoire de cette maladie avec beaucoup d'exactitude et de clarté; il a rapporté avec non moins de talent les opinions des médecins qui l'ont observée dans l'Inde, en Russie et en Pologne; il a même exposé l'idée qu'il s'est formée de sa nature et de son siége. Mais, nous ne craignons pas de l'affirmer, aujourd'hui que cet académicien a pu voir lui-même les victimes de ce fléau, et assister à l'ouverture des corps, il ne croira plus à la faiblesse du système nerveux, et il rejettera le traitement qu'il avait fondé sur ses impressions premières, entièrement systématiques. D'autres médecins suivront ses traces, ils se rétracteront, et confesseront des erreurs, bien excusables sans doute, puisqu'elles ne sont dues ni au défaut de talent ni à la négligence apportée dans l'observation des faits, mais bien à la marche insidieuse du choléra-morbus.

C'est ainsi que les théories se rapprocheront en cédant mutuellement ce qu'elles ont d'exagéré. Alors nous ne verrons plus prescrire des moyens curatifs pris, tantôt dans la classe des énervans, d'autrefois choisis parmi les excitans les plus énergiques.

Autant désiré pour les malades que pour la gloire de l'art de guérir, ce résultat, que promettent et les expériences faites avec sagacité et les observations recueillies avec soin, exposées avec véracité, éclaira-t-il suffisamment les praticiens? Établira-t-il un parfait accord entre eux lorsqu'ils se réuniront au lit des malades (1)? Préviendra-t-il cette dissidence dans le choix des moyens thérapeutiques, et dans l'opportunité de leur application? Nous ne le pensons pas. Nos prévisions ne sont que trop réalisées par l'observation que nous allons rapporter d'une personne traitée par cinq médecins partisans de l'*antiphlogistisme*. Quoique d'un commun accord sur le siége et la nature de la maladie, les uns ne voyaient que congestions toujours renaissantes, les autres, au contraire, n'observaient, disaient-ils, qu'efforts salutaires tendant à répartir la vie dans tous les systèmes organiques; de là la nécessité, pour ceux-ci, de rester dans l'expectative; l'urgence, pour ceux-là, de recourir à la médecine agissante. Il a fallu une telle circonstance pour nous décider à transmettre à nos confrères les réflexions cliniques que nous avons émises, et les raisons physiologiques opposées à celles des médecins-consultans. Tout en remplissant un devoir, nous avons cru qu'il ne serait pas tout à fait sans intérêt de donner de la publicité à une guérison qui a été le fruit d'une conviction intime et d'une fermeté d'opposition qu'on ne rencontre que trop rarement dans les consultations.

Peut-être trouvera-t-on de l'originalité dans notre petit travail; je voudrais qu'on y trouvât aussi assez de talent pour nous faire pardonner l'abandon momentané que nous avons fait de nos travaux favoris. Comme bien d'autres, nous avons voulu payer notre dette, et comme bien d'autres aussi, nous désirons contribuer, pour une faible part il est vrai, aux débats qui vont s'ouvrir.

Les phénomènes morbides observés dans le cours de la maladie de Mme de ***, nous ont fourni les matières suivantes à discuter.

HISTOIRE DE LA MALADIE DE Mme DE ***.

Disposition individuelle, prodrôme et invasion du choléra.

Mme de ***, âgée de 24 ans, douée d'un tempérament lymphatique et nerveux, n'ayant jamais eu d'enfant, habite un quartier sain et très aéré.

Elle éprouvait souvent, avant de tomber malade, des coryzas, quelques douleurs tensives dans les conduits auditifs, des coliques accompagnées ou suivies de constipation, quelquefois d'un devoiement peu incommode.

De temps en temps aussi elle se plaignait de chaleurs ressenties dans l'estomac, d'autres fois elle accusait une oppression de poitrine.

Tous ces petits accidens se terminaient toujours par des sécrétions de mucosités nasales bronchiques ou intestinales, que n'interrompaient pas les bals et les spectacles. Dans ces réunions nous causions souvent de la redoutable épidémie; elle en était effrayée.

Le 18 avril 1832, elle nous fit demander; elle nous raconta qu'elle avait été agitée pendant son sommeil, et qu'elle éprouvait un éréthisme général. Le 19 elle était dans le même état, seulement à ces symptômes s'était joint un *rhume de cerveau;* nous prescrivîmes une simple limonade gommée.

Le 20, tension et chaleur ressenties dans les conduits auditifs, continuation du catarrhe nasal. Deux ventouses scarifiées furent appliquées derrière les oreilles; nous avions souvent recours à cette petite opération.

Le 21, dévoiement léger; Mme de *** y fit peu d'attention, parce qu'il était sans douleurs (2). Un grand bain d'une heure et demie, pris dans une décoction chargée de mucilage de graines de lin, procura un bien-être parfait.

Le 22, un bain semblable fut pris trop chaud; il importuna la malade, qui, pour comble de contrariété, dîna très bien, mangea de la viande, et but un demi-verre de vin sucré; notre prescription était, comme on le présume bien, *diète complète.*

Cependant le 23, le malaise ne nous sembla pas augmenté, le

pouls était naturel; il n'y eut qu'une selle. Nous prescrivîmes un lavement laudanisé (3), et le repos au lit. La diète fut encore ce jour là mal observée, on crut pouvoir manger une orange et demie.

Le 24, dans la journée, on alla sept fois à la garde-robe. Vingt sangsues à l'anus furent ordonnées; on n'en fit mordre que dix; dans la nuit la diarrhée continua.

Le 25, à huit heures du matin, Mme de *** était très inquiète, la frayeur était peinte sur sa figure, son teint était plus prononcé que dans l'état ordinaire (4), les ailes du nez avaient quelque chose de roide, le pouls, sans être élevé, était plus fréquent....; les urines coulaient comme à l'ordinaire; les déjections, quoique séreuses, ne contenaient pas encore de matières blanches; la malade ne se plaignait ni de céphalalgie ni d'oppression de poitrine; les membres étaient chauds; point de crampes; le seul sentiment douloureux qui existât était fixé à la région iliaque gauche, où nous crûmes devoir appliquer immédiatement vingt sangsues, suivies d'un bain général mucilagineux.

Des grands accidens. Premiers secours.

Le 25 avril, entre onze heures et midi, après la chute des sangsues, la malade veut descendre dans son bain, elle se sent défaillir; ses pieds, ses mains se refroidissent; sa figure pâlit; elle éprouve des battemens de cœur désordonnés; la poitrine se serre, la respiration est suspirieuse; des coliques et des vomissemens violens se déclarent conjointement avec tous ces phénomènes; les selles sont fréquentes, elles s'échappent sans la participation de la volonté; les matières rendues sont liquides, floconneuses.

En notre absence, on court chercher un médecin au bureau de secours. M. de S. s'y trouvait, il prescrivit des sinapismes et une potion anodine; il fait frictionner les membres.

Un second médecin, M. C., arrive à quatre heures, il fait mordre lui-même quinze sangsues à l'épigastre; c'est dans ce moment que nous revoyons notre cholérique; nous doublons le nombre des sangsues.

Tout le corps était froid, le pouls à peine sensible, la figure décomposée, le nez effilé, les yeux caves, entourés d'un cercle noir; les traits tirés; les lèvres roides, bleues; la langue déjà pâle passait à l'état de froid, la parole était aphonique, les vomissemens n'avaient pour ainsi dire aucune interruption.

M. C. avait fait retirer les sinapismes, nous les remplaçâmes par des vésicatoires aux mollets.

Dans la nuit du 25 au 26 nous observons les symptômes les plus alarmans; nous sommes témoins des douleurs les plus cruelles. La malade n'ayant aucun repos nous devons aussi n'en pas prendre (*a*). Nous enveloppons les jambes de son et de sable chauds; nous tenons les avant-bras et les mains plongés dans l'eau chaude; le ventre est couvert d'un grand cataplasme laudanisé; nous donnons de l'air à la chambre afin de rendre les étouffemens plus supportables (5).

Le docteur D*** S., qui a fait le voyage de Pologne pour observer l'épidémie, pronostique la mort. Il est cependant d'avis d'essayer quelques calmans; il insiste pour qu'on administre quelques cuillerées d'une potion préparée avec l'eau de fleurs d'oranger et l'extrait d'opium : elle redouble les vomissemens. La glace, avalée en morceau, n'ayant pas plus de succès (6), nous suspendons toute sorte de liquide; il en résulte une heure et demie de calme sans secousses de vomissemens.

Le 26, dans la journée, les membres se réchauffent, l'étouffement diminue. A six heures du soir la malade demande qu'on lui applique de la glace sur la tête; elle repose quelques heures.

La nuit du 26 au 27 a été assez bonne; les vomissemens se sont éloignés, la diarrhée s'est terminée; de légers instans de sommeil ont été troublés par des rêves effrayans.

Cette rémission ne fut pour nous que le présage d'une réaction, salutaire si elle s'opérait vers les organes sécréteurs de la bile, des urines, ou vers les exhalans de la peau; nuisible au contraire si elle déterminait une concentration que faisait craindre une douleur sourde, profonde, qui subsistait dans la région duodénale. Ce dernier effet eut lieu à onze heures; le 27, la soif devint pressante, la langue rougit, se sècha, le pouls fut d'une extrême fré-

(*a*) M. S. Renouf, qui s'est dévoué comme simple infirmier au soulagement des cholériques, nous a secondé avec un zèle bien louable et une adresse peu commune.

quence, l'agitation et l'éréthisme général rendirent encore l'expression des traits de la face plus dure, plus troublée.

Nous fûmes d'avis, avec M. C., de faire mordre de suite vingt sangsues au-dessous du sternum. Le sang coula en abondance; et peut-être en trop grande quantité en raison du peu d'activité des organes et des fonctions qui favorisaient peu la répartition égale de cette humeur. Vers sept heures les nausées, les vomissemens redoublèrent; la poitrine, l'épigastre furent comme comprimés; le cœur frémit au lieu de battre, le pouls mollit, la face pâlit, les membres se refroidirent, les syncopes se succédèrent de momens en momens; pour les prévenir, la malade levait les bras autant pour faire descendre le sang vers le cœur, que pour sentir l'air frais, qui, disait-elle, lui donnait signe de vie (7).

Malgré toute notre activité pour ranimer la circulation générale au moyen des frictions acétiques, d'aspersions d'eau froide, cet état persista pendant plus de huit heures. La nuit se passa en gémissemens et en vomissemens, qui, comme dans les premiers jours, étaient secs, ou avaient pour produits des mucosités floconneuses mêlées de stries verdâtres.

Rémission marquée; attente d'une réaction salutaire.....

Première consultation: MM. Broussais, L. * et C. ***.**

Le 28 avril au matin, après un sommeil de quelques heures, la malade se réveille; elle se trouve bien, sa figure reprend son coloris accoutumé; les yeux ressortent de leurs orbites, les lèvres sont roses; la langue est uniformément rouge, humide; il n'y a plus de vomissemens; l'eau glacée passe très bien; le pouls est un peu relevé; l'oppression de proitrine a cessé; la parole est naturelle. La douleur ressentie les jours précédens dans la région duodénale avait été enlevée la veille par un vésicatoire volant, pansé avec soin, afin d'éviter qu'il fût douloureux.

Nous attribuâmes ces symptômes d'un heureux présage à la chaleur de la peau qui commençait à se déclarer naturellement; elle annonçait une crise définitive par les sueurs. Nous nous disposions à la favoriser (8). M. C. ne fut sûrement pas de notre avis, car M. D*** désira que MM. Broussais père et L. fussent appelés; ils arrivèrent à une heure.

Après avoir examiné la malade, ce dernier propose une application de quarante sangsues.

Nous fîmes observer que depuis l'invasion de la maladie nous n'avions cessé d'agir par les moyens les plus actifs, que déjà quatre-vingt-cinq sangsues avaient été appliquées, et que ce n'était pas au moment de la disparition de tous les accidens graves, et surtout à l'approche d'une crise salutaire, qu'on devait avoir recours à un moyen de médication aussi énergique.

M. Broussais fut de notre avis (9); il dit d'attendre trois ou quatre heures; il ajouta : « Si l'on craint le retour d'une inflammation gastrique, seulement alors on fera *mordre dix de ces annélides.* » Du reste, il trouva la malade en assez bon état.

A cinq heures du soir, quoique la langue fût dans le même état que le matin, la soif presque nulle, la peau chaude, le teint très beau; quoiqu'il n'y ait plus d'envies de vomir; sans égards à la détermination prise dans la consultation, MM. L*** et C*** décidèrent, en notre absence, de faire mordre ving-cinq sangsues à l'épigastre, parce que, dirent-ils, « les artères abdominales battent avec force. » Le sang coule à six heures, et peu d'instans après reparaissent, comme la veille, les syncopes, les étouffemens, les éructations, les vomissemens, etc.; les traits de la face se rembrunissent, la teinte rose des lèvres disparaît, l'agitation morale est à son comble; la crainte de la mort revient à l'esprit de la malade; il faut réchauffer les membres. Le matin, l'eau de gomme, l'eau d'orge et un verre d'eau glacée, avec addition d'une cuillerée à café de vin aigrelet, avaient passé sur l'estomac. Après la saignée il faut recourir à la glace seule.

Ces nouveaux accidens, survenus sous l'influence immédiate d'une saignée intempestive, allaient peut-être, du moins nous le pensions, prouver que le moment était venu de laisser agir la nature, de l'aider seulement dans l'accomplissement d'une crise ou dans le rétablissement des fonctions. Les urines, les selles, la transpiration n'avaient pas encore reparu; il était donc temps d'étudier avec plus de soin la véritable cause de cette suspension d'actions organiques. Aux yeux de nos antagonistes, car c'est ainsi que nous devons les nommer, il y avait persistance d'inflammation très aiguë (sans autres signes que le battement du tronc cœliaque), et menace sans cesse répétée de congestions qu'il fallait anéantir par sédation directe (10).

Quant à nous, nous ne voyions pour l'instant que défaut d'équilibre dans les fonctions; nous ne concevions pas la possibilité du retour des actes physiologiques, de la répartition égale des humeurs, du calme de la vitalité dans ce conflit de médications. La sensibilité étourdie, pour ainsi dire, n'avertissait plus la volonté de la présence des matières sécrétées dans leurs réservoirs accoutumés. Les forces de la vie organique presque anéanties devenaient insuffisantes pour l'accomplissement d'une diaphorèse salutaire.

Le 29 avril, à une heure, l'oppression persiste; la respiration est difficile, le pouls est fréquent, irrégulier; mais il n'y a, comme la veille, ni chaleur générale, ni soif, ni rougeur de la langue; nous trouvons même cet organe uniformément teint d'un rouge-rosée clair. Cependant les battemens artériels qui déjà avaient été cause d'une saignée locale, subsistent encore : renouvellera-t-on cette saignée? On veut bien l'ajourner sans dire pourquoi: quant à nous, nous attendions le rétablissement des fonctions; heureux ce jour-là de n'avoir pas de prescription à combattre.

A deux heures un changement arrive; la malade emplit d'urine un vase de nuit; la quantité en est si considérable qu'il y a syncope comme à la suite de l'opération de la paracentèse (11). Le ventre s'applatit, la circulation rentre dans son assiette accoutumée; l'oppression cesse complètement et le sommeil vient réparer les forces. Depuis la veille, peut-être depuis trente-six heures ces urines s'accumulaient dans la vessie, leur sécrétion s'était opérée lentement, jusqu'à accumulation outre mesure, parce que les forces d'excrétion étaient pour ainsi dire paralysées: celles des parois vésicales par la maladie, celles des muscles de la vie animale par les saignées répétées.

Nous répondra-t-on que ces urines étaient dues à la détente apportée par ces opérations et que notre diagnostic avait été en défaut la veille. Hélas! nous eussions désiré que toutes les fautes retombassent sur nous et que la malade n'ait pas eu à courir de nouveaux dangers.

A six heures, Mme de *** s'éveille, elle nous annonce que ses règles viennent de dévancer de huit jours. Oh! salutaire nature! puissance médiatrice, tu ne peux provoquer la crise vers la peau parce que *la puissance médicale* t'en empêche; tu cherches une autre voie, tu avances le cours de tes opérations et sauves notre malade! Lecteurs, telle est aussi votre pensée : vous croyez que les médecins vont rester spectateurs d'un tel événement et attendre ses résultats (12); vous vous trompez. Depuis trois jours nous ne donnions plus aucun conseil, notre rôle se bornait à faire de l'opposition; il fallut redoubler notre courage pour le continuer encore et sauver les jours de celle qui nous les avait confiés. . .

Il y a du sommeil dans la nuit du 29 au 30, peu d'agitation nerveuse; la langue est belle, la tête n'est pas chaude, la soif est nulle, les urines coulent, elles sont claires et blanches; peu d'éructations, pas de selles depuis cinq ou six jours.

Le 30, à sept heures du matin, même état de bien-être; il y a assez de force dans les muscles de la vie animale, la couleur de la peau est uniforme. Il y a confiance dans une guérison prochaine, l'expression de la figure l'indique. Le pouls se développe sans devenir fréquent, ce qui nous fait dire qu'il n'est plus cholérique. Les règles continuent à couler.

Nous proposons un lavement.... Quelle fut notre surprise! M. C. croit sentir encore le battement épigastrique; il propose vingt sangsues. En vain nous observons qu'aucun accident ne coïncide avec ce battement, qu'aucun symptôme n'indique qu'il soit inflammatoire; la langue, la soif, la chaleur générale, etc., tout est calme. Nous insistons pour l'administration d'un lavement en disant que peut-être des matières fécales pressent sur les artères abdominale et que d'ailleurs il ne peut qu'être avantageux avant une saignée locale; on ne nous accorde rien. A midi, les sangsues rongent l'épigastre : alors agitation générale, faiblesses, syncopes; le besoin d'uriner se fait sentir, on veut y satisfaire, mais en vain; plusieurs syncopes indiquent qu'il n'est pas prudent de remuer la malade. Qui le croirait, le médecin qui se livre à une telle pratique, que l'on pourrait appeler *médecine syncopale*, dit avoir acquis une grande expérience dans la connaissance des congestions abdominales! Dans ce cas, quand même cette congestion eût existé à quoi aurait-il donc fallu s'en prendre si ce n'est à ce peu d'attention apportée au flux menstruel? n'était-ce pas déroger à la saine raison que de s'exposer à la suppression de cet écoulement qu'il fallait au contraire favoriser? (12)

Le soir, à huit heures, les piqûres de sangsues coulent encore, les lypothymies se renouvellent au moindre mouvement; le ventre, plus applati après l'évacuation de l'urine, laisse sentir plus distinctement les battemens épigastriques; ils paraissent redoubler en fréquence et en force : M. C. arrive dans ce moment, « *la congestion s'étend.* »... L'alarme est dans la maison: « *il y a danger imminent.* » Que fera-t on? On prononce sangsues!! Et on veut que nous modérions le sentiment qui nous oppresse? que de sang-froid nous livrions notre malade à une médecine aussi inconsidérée! Notre opposition fut formelle, il fallut recourir à une seconde consultation.

Des suites fâcheuses des applications réitérées de sangsues.

Deuxième et troisième consultations: le docteur Treille.

Le professeur Broussais n'ayant pas été de l'avis de nos confrères, on fait demander son ami, le docteur Treille; il arrive à neuf heures du soir.

La malade tourmentée par une nouvelle consultation, accablée de faiblesse, décolorée, etc., va sûrement paraître très malade aux yeux de notre nouveau confrère : il n'en est rien, il la trouve en voie de guérison; « il dit que le battement des artères abdominales est entièrement nerveux et dû à la trop grande quantité de sang qui a été versée. » Il est d'avis d'attendre les résultats d'une médecine expectante.

Durant la nuit la malade fut très-agitée au physique comme au moral.

Le 1er mai, au matin, après avoir uriné, il y eut une syncope suivie de battemens considérables dans tout le tronc cœliaque.

La face était pâle, la langue très-humide, et toujours uniformément rose et propre, le pouls très-petit, mou, se laissant facilement déprimer, comme dans l'état anémique. La soif se faisait sentir; elle indiquait le besoin de la réparation des humeurs. On donne de l'eau de gomme préférablement à l'eau d'orge, parce qu'on croit celle-ci trop nourrissante.

A deux heures, après s'être légèrement soulevée, la malade retombe dans une grande agitation, sa tête est étourdie, la vue est troublée.

M. L. arrive, il ordonne un bain de jambes (la veille, les consultans avaient été d'avis qu'il fallait un repos complet afin de rendre le calme à la circulation) (13). Il en résulte une syncope alarmante, une perte de connaissance que le médecin attribue à une congestion. Il laisse une note; il est d'avis *de pratiquer une saignée de huit onces* (14). M. C. partage cet avis et s'appuie sur l'existence *d'une cardite ou d'une inflammation des artères abdominales,* faute de pouvoir justifier la gastro-antérite que l'on avait supposée exister la veille... On pense bien quelle fut notre surprise; elle redoubla en nous rappelant la consultation qui avait eu lieu douze heures avant. Nous en demandâmes une seconde avec le même confrère. Il arrive à huit heures, son opinion fut la même.

Il dit comme la veille : « le battement artériel est nerveux; il » provient de la grande quantité de sang qui a été versée. Je l'ai » observé sur moi-même (*a*); il redoublait par le moindre mou- » vement, il ne s'est terminé qu'après avoir rendu par les selles » une grande quantité de bile. »

Quant à nous, nous démontrons qu'il y a anémie dans la grande circulation. Nous ajoutons que, bien que le système capillaire des muqueuses abdominales contienne plus de sang que le reste du corps, il n'en possède pas davantage que dans l'état normal; il n'y a donc pas état inflammatoire. La répartition égale du sang ne se fait pas faute de force pour opérer la réaction vers le système cutané (15). Tout prouve aussi qu'il y a du côté de l'épigastre un obstacle qui semble purement mécanique, que l'on enleverait peut-être en provoquant des selles. La saignée ne peut rien sur cet obstacle; loin d'être utile, nous sommes persuadé qu'elle occasionera une mort subite par anémie; elle produira la dernière syncope que l'on observe à la fin des hémorrhagies mortelles.

Les avis étaient également partagés; pour en finir, M. Treille se retire et laisse, dit-il, « nos antagonistes libres de faire la sai- » gnée; cependant il ajoute : songez-y bien; si le docteur Deleau » a raison, votre malade succombera à l'instant. »

(*a*) Le docteur Treille a été affecté du choléra.

MM. L. et C., n'ayant pas l'habitude de pratiquer cette opération, nous demandent si nous voulons nous en charger. Nous refusons (16). Soit embarras d'envoyer chercher un chirurgien, soit timidité d'après l'arrêt prononcé par M. Treille, on convint qu'on attendrait jusqu'à deux heures du matin; il était alors onze heures du soir : nos confrères ajoutent, « si la malade est calme on ne » saignera pas, si elle est agitée, si elle a encore des syncopes » on saignera ». Pour nous, c'était dire, si le peu de sang qui reste dans le système intestinal ne vient pas ranimer la grande circulation, si le cœur n'en reçoit qu'une quantité insuffisanle pour l'envoyer au cerveau aussitôt que la tête est un peu élevée, *on saignera;* si au contraire le sang cesse d'être concentré dans le ventre, sous la dépendance de la cause du choléra, si le cœur en reçoit une plus grande quantité, et si parconséquent, il peut en fournir sans compromettre la vie, *on ne saignera pas*. Eh voilà de la médecine!! Depuis trois jours nous offrions de nous retirer, on ne le voulait pas crainte d'effrayer la malade, d'ailleurs on savait que sa confiance en nous était telle que nous seul pouvions la faire consentir à garder le repos, et obéir aux prescriptions; il fallait donc nous conserver et supporter nos contradictions. D'ailleurs la décision de pratiquer une saignée, qui était pour nous et le docteur Treille un arrêt de vie ou de mort, nous forçait à rester; nous pouvions encore arrêter l'ouverture de la veine. On convint de donner un lavement opiacé; pour seconder son effet, nous allâmes près de la malade la prier de s'abstenir jusqu'à deux heures de remuer, de parler et même de boire, seul moyen de prévenir les syncopes, et par conséquent d'éviter le coup qui devait la frapper.

Crise définitive.

A minuit il y a du sommeil; vers trois heures du matin il est interrompu par une oppression de poitrine, des angoisses extrêmes, des spasmes, des convulsions. La malade s'assied sur son lit puis se rejète sur l'oreiller; elle demande de l'air; ses idées semblent se troubler, le cœur bat d'une manière irrégulière, le trouble le plus violent est dans toute la circulation. Enfin la crise est décidée... quelle est-elle? *c'est un vomissement de bile excessivement abondant;* au premier jet de ce liquide une cuvette se trouve pleine (17); quelques vomissemens se succèdent, puis une douce chaleur, effet du vomissement ou plutôt encore de la soustraction du poids épigastrique, se répand sur tout le corps. La face rougit; la poitrine se dilate avec facilité, etc.

Si l'on demande maintenant quelle était la cause de l'oppression des forces; on peut répondre sans crainte d'être démenti qu'elle était toute mécanique comme le jour du regorgement des urines. Un corps étranger pesait sur le centre épigastrique, de là tous les phénomènes consécutifs. La circulation indiquait bien que rien de vital n'existait dans les sympathies; car tous les symptômes, tous les accidens qui étaient si apparens, quand nous combattions avec ardeur les funestes projets d'une saignée générale, n'étaient d'autres phénomènes que ceux qui se passeraient si l'on tenait pendant une demi-heure la main pressée sur la région de l'estomac d'une personne en bonne santé. Que produirait donc une saignée chez cette personne? La compression aurait-elle des effets moins funestes? Croyez-vous que la circulation changeât? Non, elle resterait lente, opprimée; elle serait ce qu'elle est quand un estomac est rempli d'alimens indigestes dont il ne peut se débarrasser. Observez cet homme gorgé de pain chaud dilaté par les humeurs qu'il rencontre dans l'estomac et formant une masse qui ne peut se diviser pour franchir, par le haut, l'ouverture cordiaque, par le bas, l'ouverture pylorique, vous aurez le tableau exact de la position de Mme de *** avant d'avoir rendu cette énorme quantité de bile.

Il est peu de médecins qui n'aient rencontrés de tels faits. Nous avons observé les souffrances et vu mourir un homme qui par un pari imprudent s'était rempli le gaster d'œufs cuits-dur. Dans des cas semblables, serait-ce donc en tirant du sang, en réduisant les forces de la vie à zéro qu'on obtiendrait du soulagement? La comparaison sera la réponse : la main passée sur la région épigastrique, le pain chaud ou les œufs durs ingérés en masse et sans mélange de liquide dans les premières voies de la digestion représentent exactement par leurs effets ceux qui ont été provoqués par cette grande quantité de bile retenue dans le vésicule; elle comprimait les nerfs de la vie organique et anéantissait les forces vitales.

Convenons-en tous; tout médecin physiologiste que nous sommes, le 1er mai au soir, au lieu d'une saignée, un léger vomitif eut été préférable. Nous ne l'avons pas proposé, nous n'y avons pas même pensé; c'est peut-être une faute que nous avons commise. Le même cas se représenterait, nous n'hésiterions pas à le donner; mais le 1er mai si nous eussions fait une telle proposition, les qualifications *d'humoriste*, *de renégat* de la médecine physiologique eussent été trop douces.

Après cette crise tous les accidens cessèrent comme par enchantement, preuve que la présence de la bile qui remplissait outre-mesure son réservoir était la cause matérielle et prochaine de tous les accidens observés la veille.

Nous vous le demandons encore une fois, lecteurs, pensez-vous que les médecins consultans tombent enfin d'accord? Ce serait vous abuser que de le croire.

Convalescence. Effets de l'opium.

Le 2 mai, à huit heures du matin, la malade est en sueur; le pouls répond à cet état de la peau; il est mou, large, il se laisse déprimer facilement; l'urine est semblable aux jours précédens, très blanche et très limpide; la langue est comme dans l'état de santé le plus parfait.

Nous revenons à deux heures, nous trouvons Mme de *** baignée de sueur, et dans un grand assoupissement accompagné d'une forte douleur de tête. Cet état nous donne d'abord de l'inquiétude. S'opérait-il une congestion sanguine vers le cervau? Telle fut la question qui dut nous occuper; le cas semblait grave, et quoique seul dans le moment nous devions agir si la position de la malade nous paraissait critique.

Nous n'avions pas vu l'ordonnance du lavement opiacé prescrit la veille au soir par MM. C. et L. Des informations nous apprirent qu'on avait fait dissoudre *un grain et demi d'extrait d'opium;* dès lors nous fûmes rassuré (18). La somnolence, la rêvasserie continuèrent bien avant dans la soirée. Revenue un peu à elle, la malade manifesta le désir de prendre quelque chose de substantiel. Tous les médecins étaient absens. Elle exigea une glace au citron, son effet fut merveilleux; elle plut autant à l'estomac qu'au palais; avant d'avoir rendu la bile qui l'embarassait, le premier de ces organes laissait à peine passer l'eau simple.

Le 3 mai, la pâleur était générale, la face calme, la langue large, blanche; le pouls était très mou et petit; les douleurs épigastriques avaient disparu. L'appetence pour les substances nutritives se manifestait, on y répondait par de l'eau de gomme sucrée.

Vers une heure il survint encore de l'agitation, un malaise général; le ventre se tendit, la tête s'exhalta au point que la malade finit par enfreindre la recommandation qu'on lui avait faite de garder le repos le plus parfait *dans le lit et dans les mêmes draps où elle avait abondamment transpiré toute la nuit précédente* (19). Elle se lève et elle urine en quantité. Le soir on prescrit un second lavement avec un grain et demi d'extrait muqueux d'opium, malgré la congestion et la somnolence que le premier avait occasioné; on n'a aucun égard à l'état des intestins qui n'ont rempli aucune fonction depuis le 26 avril.

Quoique nous nous abstenions depuis plusieurs jours de donner des conseils, nous avons cependant cru devoir nous prononcer contre cette prescription. Nous avons obtenu la diminution d'un demi grain, ce qui n'empêcha pas le retour de l'assoupissement, des rêvasseries et de la douleur de tête.

Le 4 mai, M. le professeur Alibert trouva la malade en bon état (il faisait des visites amicales), il pensa qu'on resterait dans l'expectative.

Craignant une fièvre intermittente, MM. L. et C. administrèrent le sulfate de quinine en lavement (20).

Le 6 mai, Mme de *** prit un grand bain qu'elle supporta à merveille, elle put rester levée une demi-heure; quelques coliques firent présager une selle: elle eut lieu le soir.

Les jours suivans la position assise fut de mieux en mieux supportée. La convalescence fut cependant entravée par une leucophlegmasie (21) qu'il était facile de prévoir. Une personne douée d'un tempérament lymphatique ne peut supporter d'aussi fortes saignées sans qu'il en résulte de tels accidens. Jugez quel eût été l'effet d'une saignée du bras pratiquée vers la fin de la maladie.

NOTES ET RÉFLEXIONS

Sur les symptômes, les accidens, le traitement et la terminaison de cette maladie.

(1) La médecine pratique ne fera réellement des progrès, ses résultats ne seront justement appréciés par les personnes étrangères à l'art de guérir, et par les médecins qui n'ont pas encore adopté de théorie, que lorsqu'on discutera les causes prochaines des maladies étudiées sur les mêmes individus ; les guérisons et les autopsies feront alors connaître la vérité : l'amour-propre des médecins pourra quelquefois en souffrir, mais que faire à ce désagrément ?

(2) Les premiers malaises ressentis par Mme de *** ne pouvaient être attribués qu'à l'affection catarrhale du nez et du pharinx ; tous les symptômes n'étaient que la juste expression de la souffrance de ces portions d'organe ; l'état des conduits auditifs qui vint y participer, de même qu'à des époques antérieures, semblait confirmer ce diagnostic ; le dérangement dans les fonctions du ventre qui se déclara le troisième jour, sans autres accidens que ceux auxquels on était assujetti antérieurement, soit à la suite d'un repas, de veilles trop prolongées, d'une ou plusieurs glaces prises dans un temps inopportun, ne fit faire aucune réflexion à la malade ; l'idée du choléra ne vint pas à son esprit. Quant à nous, connaissant toutes les conséquences d'un tel dérangement, nous devînmes sévère dans nos prescriptions, et surtout pour le repos au lit et la diète ; on a vu comment nos ordonnances furent suivies.

(3) C'est alors que nous jugeâmes qu'un lavement opiacé serait utile ; en agissant ainsi, c'était nous conformer à l'opinion générale, qui n'est pas toujours la meilleure. Voyons dans ce cas.

A cette époque la cause première du choléra avait envahi les organes, mais aucun, excepté la dernière portion du tube intestinal, ne décelait sa présence. En masquant ce seul symptôme, n'était-ce pas se jeter dans une sécurité qui pouvait être funeste ?

L'opium, en diminuant la sensibilité organique, ne supprime-t-il pas en même temps le travail des cryptes muqueux, ne force-t-il pas d'autres organes à y suppléer, à reprendre ce surcroît d'action? Oui sans doute, car dans cette terrible maladie nous voyons souvent la diarrhée cesser quand les vomissemens ont lieu, et réciproquement; le sentiment d'étouffement augmente aussi à la suite de cette suppression, mieux vaut donc agir de suite sur la cause prochaine de la diarrhée qui n'est sûrement pas de la faiblesse, car la faiblesse, état organique pris dans toute son acception, ne préside jamais à l'augmentation du produit des sécrétions. — Nous ne fîmes pas une seconde tentative de sédation, la saignée locale nous sembla plus rationnelle.

Questions incidentes. En supposant que cette opération eût été pratiquée avec vingt sangsues, comme nous le désirions, et que la guérison de la diarrhée s'en fût suivie, Mme de *** eût-elle été exemptée des autres accidens cholériques? Oui; en ce cas, en affaiblissant l'organisme on modère, on arrête donc la faiblesse prête à éclater dans les systèmes circulatoires, nerveux, etc., où en d'autres termes, les agens débilitans préviennent l'asthénie.

Non; alors comment se fait-il qu'en enlevant des forces, la faiblesse du cœur, du système nerveux, n'est-elle pas plus marquée et surtout plus funeste dans le cours de la maladie?

On pense bien que nous adressons ces questions pour notre instruction; nous désirons les voir résoudre, et par les partisans des médicamens phlogistiques, et par les médecins qui embrassent la doctrine physiologique.

Il s'en présente une troisième non moins importante.

Un choléra-morbus des plus violens, qui devait causer la mort, étant arrêté dans son début par une simple saignée, ou si l'on veut par un vomitif, que devient la cause première dite infectante selon les uns, équilibre d'électricité rompue selon les autres?

(4) Le 25 mai, au matin, l'état des ailes du nez nous avait fait impression, nous prévoyions l'arrivée d'accidens autres que la diarrhée; mais dans quel système allaient-ils se déclarer, quel tissu allaient-ils envahir, quelle fonction allait être enrayée? rien ne l'indiquait encore; nous avions bien exploré l'état de l'estomac, il était impossible d'apercevoir aucun trouble dans ses

fonctions, de constater un dérangement quelconque dans sa sensibilité.

L'orage a éclaté à midi, et nous avons vu qu'à l'instant il y a eu *synergie pathologique* (*a*), concours d'actions morbides si rapprochées, qu'on ne peut affirmer, du moins nous le croyons, que ces actions aient dans la généralité des cas un point de départ résidant exclusivement dans un tissu ou dans un seul organe. L'éréthisie déjà arrivée à un certain degré, nous avait aussi fait impression, depuis, nous avons constaté que cet état porté à un certain degré est un signe constant du choléra; il précède les crampes, il les remplace quelquefois; c'est lui qui donne lieu à cet aspect de maigreur et de contraction des traits de la face qui se remarque chez les individus qui sont dans l'imminence cholérique. Une personne dit en voyant un jeune homme qui était dans cet état: « Il semble qu'il va passer à travers ses vêtemens. »

(5) Le sentiment d'étouffement était si douloureux, qu'il ne laissait aucun repos; il faisait oublier les efforts de vomissement, les coliques, le froid de toute la surface du corps; il fallait de l'air froid; la malade s'en trouvait si bien, qu'elle exigeait que le courant d'air passât près d'elle, malgré la basse température de l'atmosphère; alors il y avait du soulagement qui provenait, bien certainement, autant de l'action immédiate du froid sur la muqueuse pulmonaire, que du contact avec le sang d'une plus grande quantité d'oxigène.

Si ce que nous avançons est vrai, ne pourrait-on pas faire respirer de l'air glacé, et n'en retirerait-on pas le même avantage que de l'application de la glace sur la muqueuse gastro-intestinale? c'est une expérience à tenter.

(6) L'estomac dans ses contractions violentes et continues ne put supporter le contact d'aucun corps étranger; l'eau simple glacée était aussitôt rejetée, il en était de même de la glace avalée en morceaux; son emploi pendant neuf heures sans interruption ne changea rien à la disposition aux vomissemens, sa suppres-

(*a*) On dit physiologie-pathologique, pourquoi ne dirait-on pas aussi synergie pathologique ?

sion nous apporta au contraire un calme de deux heures. Une expérience si simple ne put convaincre notre confrère C...., il reprit la glace; elle occasiona de nouveaux accidens.

Pourquoi donc se refuser à l'évidence et aux plus simples notions de physiologie-pathologique?

Un œil très sain supporte la lumière la plus vive; légèrement irrité, il n'exerce plus ses fonctions que dans le crépuscule; fortement enflammé, les rayons les plus tendres, le vert, le violet, la demi obscurité, forcent les paupières à se rapprocher; c'est une obscurité profonde qu'il faut à cet organe qui a atteint ce degré d'excitation. Pourquoi le gaster ne serait-il pas de même? Sa sensibilité physiologique ne s'émeut pas sous l'influence des alcools, des alimens les plus compactes, la phlogose de sa muqueuse force de suspendre les solides, l'inflammation portée à un certain degré rend impossible le contact des corps les plus doux, c'est alors que les tissus nerveux et musculaires qui concourent à la composition de ses parois ne peuvent souffrir d'autres rapports qu'avec eux-mêmes.

(7) Peut-on se rendre compte de l'effet de la dernière application des sangsues, pourquoi cette faiblesse qui s'en est suivie? Les premières voies étaient cependant gorgées de sang; la langue, les lèvres, les battemens dans la région épigastrique, la soif l'indiquaient. Il faut donc reconnaître, puisque l'expérience le prouve que la gastro-entérite cholérique ne développe pas de sympathies comme la gastro-entérite ordinaire.

Les organes circulatoires n'appellent pas à eux le trop de sang fixé dans les muqueuses intestinales, d'où il suit qu'en combattant la phlegmasie par les saignées locales portées à l'excès, on diminue aussi une portion du sang qui est en activité dans le cœur et les gros vaisseaux; de là les syncopes, les faiblesses semblables à celles qui surviennent par anémie générale.

Ce défaut de sympathies, ou, ce qui est la même chose, de réactions nerveuses et, par suite, de réactions sanguines, ne s'observe pas seulement de dedans en dehors des organes digestifs, au système circulatoire cutané excréteur et sécréteur, il en est de même des excitations artificielles cutanées et vésicales : elles sont peu actives localement, leurs actions secondaires sur le canal digestif sont à peine marquées, le plus souvent elles sont nulles.

On a injecté des médicamens dans la vessie, qu'ont-ils produit? Combien faut-il de temps aux synapismes, aux vésicatoires pour se faire sentir localement? Le feu lui-même active-t-il la circulation? A-t-il la moindre influence sur le cours de la gastro-entérite cholérique quand elle existe d'une manière bien prononcée? Des médications si énergiques ne seraient certainement pas aussi innocentes dans les gastro-entérites ataxiques, typhodes, etc. Consultez à ce sujet la brochure du Dr Broussais sur le choléra, lui qui recommande de ne pas recourir aux rubéfians dans les gastro-entérites aiguës; qui dit que les *fièvres putrides* en sont souvent la conséquence, ordonne au contraire de les employer dans le choléra. Voyez page 108 : « La chaleur appliquée à l'extérieur du » corps a son utilité aussi bien que les rubéfactions et même les » vésicatoires pour faciliter le retour du sang vers la périphérie » du corps, etc. » Il reconnait donc qu'il est utile de stimuler des organes affaiblis sympathiquement par une phlegmasie interne. Le cœur lui-même peut être stimulé dans le choléra. Le punch administré par M. Magendie atteint primitivement ce but, d'où il résulte assez souvent un effet secondaire sur la peau qui modère la conjestion abdominale.

(8) La réaction qui déjà avait paru le 27 au matin était concomitante d'une phlegmasie des organes digestifs, elle ne pouvait donc pas être salutaire. Mais le 28 il était facile de présager cette crise si désirée dans le cours du choléra et qui est si bien indiquée par les médecins observateurs tels que Double, Broussais, Delpech, etc. Le premier dit dans le rapport de l'académie de médecine, page 57 :

» C'est en général un bon signe que l'élévation et la fréquence » du pouls; cela s'observe quelquefois aux approches de la gué» rison. . . . . En somme, les données sur lesquelles le prati» cien peut être légitimement conduit à présager une issue favo» rable de la maladie sont : la manifestation de la fièvre et de la » plénitude du pouls, le retour de la chaleur aux extrémi» tés, etc. »

Le professeur Broussais est aussi explicite dans sa brochure sur le choléra, pages 166 et 169. . . « C'est après avoir observé

» ces marches insidieuses et traitresses de l'entité choléra, que
» nous comprîmes la nécessité d'imprimer aux mouvemens vi-
» taux une direction opposée à celle qui tend à accabler le tube
» digestif. Les sueurs nous semblèrent le meilleur moyen. Nous
» savions qu'on y avait eu recours avec succès en Pologne ainsi
» qu'en Russie, etc. . . . . Une condition de succès dans
» l'emploi de la méthode révulsive par les sueurs, c'est qu'elles
» persistent pendant un certain temps. Si on se hâte de les inter-
» rompre, la direction vers le canal digestif n'est pas détruite, les
» évacuations recommencent, etc. »

Enfin le professeur de Montpellier s'exprime ainsi dans son livre intitulé Étude du choléra, page 273 :

» La réaction fébrile, qui est d'un si heureux augure, doit être
» livrée à elle-même lorsqu'elle est douce et légère et qu'elle rend
» la peau halitueuse; elle est la seule voie légitime de solu-
» tion, etc. »

(9) Ce ne fut pas seulement dans cette consultation que M. Broussais partagea cet avis sur la saignée, il s'est prononcé de même dans son ouvrage didactique déjà cité, page 120.

» Toutefois il faut une mesure dans les saignées, si vous allez
» les faire copieuses chez les sujets épuisés par la diarrhée et
» dont les tissus sont depuis long-temps en contact avec le sang
» noir, les malades tomberont dans une prostration dangereuse.
» J'ai vu commettre cette faute, et par là j'ai appris à l'éviter. Je
» me suis donc imposé la règle de ne placer sur l'épigastre et à
» l'anus, lieux qui donnent souvent beaucoup de sang par les pi-
» qûres des sangsues aussitôt que la glace a ranimé l'action du
» cœur, qu'un nombre modéré de ces vers aquatiques; quinze
» ou vingt chez les sujets adultes et forts, huit ou dix et même
» moins chez les enfans, chez les femmes débiles et chez les per-
» sonnes convalescentes ou épuisées par une gastrite chronique
» qui a nécessité une abstinence prolongée. Je répète ces appli-
» cations suivant l'exigence des symptômes : je porte les annéli-
» des sur la région de l'abdomen où l'irritation me semble être
» restée prédominante et à la base du crâne dans les cas de
» congestion de sang au cerveau. »

On voit que M. Broussais n'est pas si exclusif que son élève

M. C., pourquoi ? C'est que les partisans outrés d'une théorie sont aussi dangereux que ses détracteurs. Les uns et les autres manquent de tact pratique.

(10) On veut opérer la guérison par *sédation directe*, c'est-à-dire éteindre la cause prochaine de tous les symptômes, de tous les accidens en agissant directement sur l'organe même que l'on croit seul affecté. Mais est-ce donc dans une maladie nouvelle, inconnue dans sa nature, ayant un mode d'action sur lequel nous avons si peu de données et dont le siége est, quoi qu'on en dise, loin d'être parfaitement connu, qu'on peut systématiser de la sorte?

On espère, par des applications réitérées de sangsues, guérir une inflammation locale sans égard aux dérivations, aux révulsions que la nature sait si bien mettre à profit, sans même respecter les fonctions organiques les plus naturelles. Voilà certainement de graves erreurs que les partisans de la doctrine que l'on suit ne peuvent partager... A leurs yeux, comme à ceux des éclectiques, ce sont des fautes que ces derniers ne doivent pas rejeter sur les principes du maître et des disciples éclairés de la doctrine physiologique. Une telle erreur est prouvée par l'expérience puisque toujours après les dernières saignées on a vu se renouveler les symptômes cholériques, tels que le vomissement, les mouvemens désordonnés du cœur, le froid des membres, l'étouffement, etc. Les battemens du tronc cœliaque lui-même, loin de céder à la quantité de sang versé allaient au contraire en augmentant. C'était donc suivre un guide bien trompeur que de croire que ces battemens indiquaient une telle médication.

Une seconde preuve qu'on n'avait plus à traiter une inflammation du système digestif, c'est qu'on a vu se reproduire tous les phénomènes cholériques lorsque le besoin d'uriner s'est fait sentir. La présence seule des urines dans la vessie, en comprimant les organes abdominaux, en était la seule cause. L'apparition des menstrues, qui s'est faite le même jour que cette première excrétion, vint encore démontrer toute la tendance à l'équilibre des fonctions qui ne se manifestent jamais d'une manière aussi complète sous l'influence d'une violente inflammation ou à l'approche d'une congestion vers un lieu éloigné de la matrice.

(11) Nous n'approchions plus la malade depuis deux jours, il ne faut donc pas être surpris si nous n'avons pas exploré la région hypogastrique pour reconnaître la plénitude de la vessie. MM. L. et C. n'ont pas la même excuse à donner; ils accusèrent les reins de ne pas remplir leurs fonctions tandis qu'il fallait s'en prendre aux parois du réservoir de l'urine.

(12) Est-il besoin d'appuyer de l'autorité du professeur Broussais ce que nous avons dit de l'écoulement des règles?

Page 159. « Les femmes ne doivent rien faire qui puisse déran-
» ger le flux menstruel, et les médecins qui les soignent doivent
» s'imposer la loi de rappeler ce flux le plus tôt possible lorsqu'il
» a été supprimé. »

(13) S'il est quelquefois utile de réunir l'avis de plusieurs médecins, il est presque toujours peu convenable de les assembler pour le traitement.

Dans ce cas, M. T. voulait un repos parfait; nous étions de son avis. M. L. arrive seul; il fait prendre un bain de pieds. Quelques jours avant, la malade désirait une cuillerée à café d'un vin aigrelet dans un verre d'eau; n'ayant vu aucun inconvénient à satisfaire son goût momentané, MM. L. et C. prétendirent que ce mélange était trop tonique. Que penser de la singulière idée de ce dernier confrère, qui refusa de l'eau de guimauve, parce que, disait-il, on a découvert dans cette plante la présence de l'asparagine!!

Un autre jour, ce qui faisait l'objet de la discussion, c'était l'enveloppe qui devait réchauffer les pieds; l'un voulait que ce fût du coton recouvert de taffetas gommé, l'autre préférait les cataplasmes. Nous n'aurions pas rapporté ces particularités sans les fautes commises par les journaux qui, en donnant des conseils vagues, occasionèrent de semblables discussions entre les parens des malades et les médecins.

(14) Pour justifier la prescription d'une saignée on supposa ce jour là que les gros vaisseaux étaient prêts à s'enflammer; on avait oublié la surface interne des organes digestifs faute de pouvoir démontrer qu'elle était malade. Cette seconde erreur était

plus grave que la première, car on aurait dû savoir que les autopsies ont démontré qu'à la suite du choléra « il n'y a point de » phlegmasies dans la membrane interne des gros vaisseaux. » Broussais, page 73.

(15) On peut observer l'anémie de la grande circulation malgré l'excès de sang concentré sur un organe; nous avons rapporté un de ces cas très curieux dans le *Journal complémentaire*, tome 8, page 78. Nous croyons devoir le reproduire en partie ici, parce qu'il nous semble propre à jeter un grand jour sur plusieurs questions relatives au choléra.

Observation d'une phlegmasie aiguë du tissu cellulaire sous-cutané de l'extrémité inférieure droite.

Vers la fin d'avril 1820, un enfant âgé de deux ans, fut touché par le pied d'un cheval à la malléole interne droite. Il en résulta une plaie légère qui, par défaut de soins, s'enflamma et suppura un peu. On n'y fit pas d'attention : l'enfant continua de manger, de courir, comme à l'ordinaire, jusqu'au six mai, époque où l'on fit appeler un officier de santé, qui conseilla le repos et les émolliens. Ces moyens n'empêchèrent pas l'inflammation de s'étendre vers le mollet.

Le 9 mai, M. le docteur Champion vit le malade, il ordonna d'appliquer des sangsues à la jambe, de continuer les cataplasmes émolliens et d'administrer des bains tièdes. La phlegmasie fit des progrès et la fièvre symptomatique se déclara; le pouls battait avec force, l'appétit fut suspendu, la soif devint intense; plus de repos, agitation et cris continuels, sueurs abondantes, etc.

Tous ces symptômes augmentèrent jusqu'au 13. La rougeur, la chaleur et la tuméfaction d'une portion de l'extrémité inférieure droite loin de se concentrer et de tendre vers la suppuration, envahirent tout le tissu cellulaire sous-cutané du membre qui doubla bientôt de grosseur. Le 11 au matin, *la fièvre cessa entièrement.* On n'en continua pas moins l'emploi des émolliens.

Les parens effrayés me firent appeler le soir du même jour. Voici quel était l'état du petit malade : la plaie était longue de quatre à cinq lignes, elle laissait suinter un peu de pus de bonne qualité, la peau voisine avait une teinte rosée, comme dans l'érysipèle; tout le membre, extrêmement gonflé et brûlant, jouissait d'une grande sensibilité. Il était impossible de déprimer la peau par la pression du doigt, et la tension existait autant vis-à-vis les articulations que vers le centre des os. L'inflammation se perdait insensiblement, en avant, dans les parois de l'abdomen jusqu'à la hauteur d'une ligne tirée de la crête de l'os des îles du côté gauche au pubis et en arrière, dans la fesse, jusqu'à sa partie supérieure. Enfin, les symptômes de l'inflammation étaient uniformément prononcés partout, et, en aucun point du membre, on ne voyait la peau prendre une teinte différente, si ce n'est dans les environs de la plaie. La face n'exprimait pas de grandes douleurs; la tête, la poitrine et le ventre n'étaient point douloureux au toucher, le pouls était petit, lent et mou; la respiration lente, égale; il n'y avait point de toux. Les fonctions sensoriales étaient en bon état, les lèvres et les gencives pâles, la langue décolorée et propre; nul désir de manger, la soif presque nulle, point de nausées ni de flatuosités, fonctions du ventre en bon état.

Malgré le caractère phlegmoneux de cette inflammation, les applications émollientes, employées sous toutes les formes n'avaient pu en borner les progrès. De jour en jour elle s'était propagée aux parties voisines, en mettant d'abord les sympathies en jeu dans toute l'économie, et allumant ainsi la fiévre qui s'éteignit ensuite malgré la violence des symptômes locaux. A quoi attribuer cette marche insolite? Pourquoi ne se formait-il pas d'abcès? Se préparait-il une terminaison gangréneuse? Cette dernière idée me paraît la plus probable. Bien certainement, si l'on eût continué pendant plus long-temps les cataplasmes chauds, le membre, si gorgé de sang, ne s'en serait jamais débarrassé, parceque les forces vitales languissaient trop dans le restant de l'économie. Mais fallait-il administrer des toniques à l'intérieur à cause de la grande faiblesse qui régnait dans tous les organes? Je n'ai pas cru devoir le faire, j'en dirai bientôt les motifs.

Je fis appliquer deux vésicatoires volans, l'un à la jambe du côté sain et l'autre au bras. En même temps l'on plongea les avant-bras dans de l'eau chaude, et les parties malades furent couvertes de compresses trempées dans de l'eau de guimauve légèrement tiède. Je prescrivis de frictionner la poitrine et le dos avec de la flanelle. Pour toute boisson, j'ordonnai une simple infusion de tilleul miellée.

Deux heures après l'emploi de ces moyens, le pouls commença à devenir plus fréquent et plus plein, la respiration plus grande, la face, les lèvres et la langue se colorèrent; la chaleur se ranima dans toutes les parties du corps; enfin, un éréthisme général vint remplacer l'état de langueur qui régnait auparavant.

Le lendemain matin, la fièvre était aussi forte qu'avant sa suppression, et le membre diminuait à vue d'œil. Je prescrivis des bains tièdes, la diète, le repos, les boissons et les lavemens rafraîchissans; ce qui produisit bientôt un mieux prononcé, et en peu de jours une guérison complète.

Reflexions. Il est évident que cette inflammation phlegmoneuse tendail vers la gangrène. Les parties malades étaient tellement engorgées et dures, que j'ai peine à concevoir comment elles purent éviter cette funeste terminaison et se débarrasser, en si peu de temps, des fluides qui les abreuvaient. Je ne doute point que le mode de traitement auquel j'eus recours n'y ait contribué puissamment, car la nature n'apportait aucun secours : les forces vitales, exaltées localement, faiblissaient de plus en plus dans le restant de l'économie.

Cette circonstance de la faiblesse générale pouvait me jeter dans l'embarras du traitement; mais je me rappelai que l'enfant était sain avant de recevoir le coup de pied de cheval à la malléole; que sa constitution était bonne; que la légère phlogose de la plaie ayant augmenté, on avait appliqué de larges cataplasmes qui favorisèrent l'afflux du sang dans le lieu irrité; que bientôt il s'était établi une réaction générale, mais qui avait cessé entièrement lorsque la concentration du sang dans le membre inférieur droit s'était trouvée assez grande pour en priver en partie le cœur et les gros vaisseaux; afin que, tous les organes étant sains, et aucun point d'irritation n'ayant contrebalancé celui qui existait à la malléole, il s'était opéré là, qu'on me pardonne l'expression, une sorte d'apoplexie sanguine, tandis que le restant de l'économie était dans l'anémie. Si l'enfant eût voulu prendre de la nourriture, il est probable que, comme c'est le plus ordinaire, l'estomac ou les intestins se seraient irrités au moment de la fièvre; alors on aurait eu un embarras gastrique ou une fièvre bilieuse qui aurait entretenu le mouvement fébrile, et modéré la phlegmasie locale. Il en aurait été de même si le poumon ou tout autre viscère eût conservé, à la suite d'une maladie antérieure, un point d'irritation assez considérable pour s'exalter par le fait seul de l'accélération de la circulation.

Ces raisonnemens ne sont pas hypothétiques; ils sont fondés sur l'examen des symptômes et de l'état des fonctions aux différentes époques de la maladie, et sur le rétablissement de l'équilibre des forces vitales par l'effet du traitement mis en usage. Les vésicatoires et les manuluves chauds; en exaltant la sensibilité, rappelèrent le sang vers les organes qui en étaient privés en partie, et bientôt chacun se ressentit de la présence de ce fluide.

J'aurais pu parvenir au même résultat, mais non avec autant de sécurité, en déposant sur l'estomac, qui était sain, des médicamens toniques fixes, ou des irritans. Je ne l'ai pas fait, parce qu'on n'est pas toujours le maître de borner et de suspendre à temps l'action de ces substances, à l'emploi desquelles une gastrite aurait pu succéder en pareil cas.

Conclusions. 1° Cette inflammation était le produit d'une irritation locale;

2° Elle était parvenue à un aussi haut degré d'intensité par la négligence des soins hygiéniques;

3° Elle eut de la tendance vers la terminaison gangreneuse dès que la fièvre s'éteignit;

4° La fièvre cessa faute de stimulus (le sang), dans les tissus et les organes sains;

5° Les forces vitales n'étaient pas diminuées, mais seulement concentrées;

6° Si cette phlegmasie avait eu son siége dans une cavité splanchnique, on aurait aggravé le mal, et peut-être même fait périr le malade, en administrant des remèdes toniques et excitans.

7° A en juger d'après l'état des organes non malades et l'exploration du pouls, on aurait dit que les forces étaient diminuées par la soustraction d'une certaine quantité de sang: les battemens de l'artère radiale étaient petits, mais mous, lents et assez réguliers; ils n'avaient aucune ressemblance avec le pouls petit, fréquent et concentré, qui se remarque dans les phlegmasies portées au dernier degré, ou, si l'on veut, dans les fièvres adynamiques;

8º On voit très peu de phlegmasies aussi violentes que celle-ci parcourir leurs périodes sans provoquer de complications. Presque toujours elles développent des points d'irritation, tantôt vers le cerveau, d'autres fois vers la poitrine, mais le plus souvent vers l'appareil gastro-intestinal. L'état de simplicité de la maladie dont j'ai tracé l'histoire tiendrait-il au calme moral de l'enfant, ou bien à l'instinct conservateur, qui, depuis plusieurs jours, lui faisait rejeter toutes sortes d'alimens et de boissons échauffantes ?

Je pense que cette observation mérite quelque attention. Elle fait voir que beaucoup de phlegmasies, tant externes qu'internes, réclament un traitement plutôt révulsif que tonique ou excitant.

On ne peut disconvenir de l'analogie de la marche de cette inflammation avec celle du choléra, sauf les symptômes et les sympathies dues à l'importance des fonctions et des organes affectés dans cette dernière maladie. N'a-t-on pas observé les mêmes effets sur la grande circulation et sur la calorification ?

Pendant l'augment, fièvre traumatique, injection de tous les capillaires sanguins. Lorsque l'apoplexie fut complète, pouls presque nul, décoloration de la peau et des muqueuses, au point que si un médecin eût vu le malade sans examiner le membre affecté, il eût certainement pensé que l'enfant était dans l'anémie.

Supposons que cette phlegmasie se fût déclarée dans le canal intestinal, vaste réservoir de vaisseaux sanguins si perméables et si extensibles, ces vaisseaux eussent bien certainement logé autant de sang que la jambe de notre enfant; les autres organes, les membres, la peau, la langue elle-même, seraient donc dans le même état de faiblesse; *état algide du choléra.*

Un traitement à peu près analogue, en rappelant le sang à la périphérie, en ranimant les sympathies eût eu les mêmes effets; *état de réaction du choléra.*

Nous n'avons pas besoin de pousser notre comparaison plus loin; tous les faits rapportés dans cette observation en disent assez pour prouver que la cause prochaine du choléra quoiqu'inflammatoire peut simuler la faiblesse. Il y a douze ans que nous avons recueilli ces faits; on ne peut donc pas dire qu'ils ont été modifiés dans l'intention de les rattacher aux symptômes produits par l'épidémie régnante.

Quant au traitement, il a été basé sur l'ensemble des phénonomènes physiologico-pathologiques que nous avons observés. Dans une partie du corps, état de faiblesse; là, médication excitante opérée avec sécurité sur des organes dont on peut facilement modérer la vitalité. A l'intérieur, nous aurions pu donner des toniques avec succès. Quant au membre gorgé de sang par suite d'une cause physique irritante, siége d'une inflammation, devait-il être soumis à un traitement local opposé, c'est-à-dire à un traitement purement anti-phlogistique? On a vu qu'à cette époque ce ne fut pas notre avis; notre théorie est encore la même aujourd'hui. La voici :

Il est bien certain que tous les vaisseaux de ce membre n'avaient pas participé activement à l'afflux des humeurs qui les emplissaient : tous n'étaient pas irrités. Ceux qui occupaient la cuisse n'étaient qu'engorgés par le sang qui s'y portait faute d'un *rapsus* autre que celui qu'exerçait la plaie et ses environs, seul siége momentané de l'excitabilité nerveuse et de l'état fébril local. Ces premiers vaisseaux engorgés étaient donc, relativement à tout le corps, dans un état mixte; ils possédaient plus de vie que les parties supérieures, mais ils en étaient moins doués que les tissus environnant la plaie. Un tel dérangement dans l'équilibre de la vitalité et de la distribution des humeurs paralysait les efforts de la nature. Les grands organes manquant de vie, tout espoir de réaction était perdu; l'attente d'une crise eût été vaine, l'art pouvait seul l'espérer, mais par quelle médication?

Les partisans de la doctrine physiologique qui portent à l'excès des préceptes qu'ils ne comprennent sûrement pas d'une manière précise, eussent procédé par d'abondantes saignées locales afin d'opérer *la sédation locale* de la portion du membre trop excité.

Il en eût résulté des abcès ou la mortification de la partie engorgée. Ce pronostic n'est point du tout hypothétique, l'expérience le confirme; ne connait-on pas les inflammations par faiblesse qui se terminaient par la gangrène? D'ailleurs pourquoi verser du sang puisque tous les grands organes en manquaient?

Une saignée générale n'eût pas eu plus de succès, elle eût vidé les gros vaisseaux sans agir d'une manière sensible sur les capillaires sanguins du membre affecté, elle eût en même temps empêché le retour d'une excitation vitale énergique dans les organes déjà trop affaiblis.

(16) Ce refus de pratiquer la saignée nous paraissait un devoir impérieux; car après nous être recueilli, après avoir récapitulé toutes les circonstances passées, tel que le nombre des saignées, l'état des urines et du pouls, etc. Le danger de la saignée fut pour nous si imminent que le courage nous eût manqué pour la pratiquer.

(17) La disparition subite de tous les symptômes du choléra à la suite de cette évacuation de bile si abondante, démontre que cette humeur joue un grand rôle dans cette affection épidémique; certes, nous ne croyons pas que sa rétention dans son réservoir, et par conséquent son absence sur les surfaces intestinales et dans les matériaux de la digestion, soit la cause prochaine du choléra. Cependant il est bien avéré par les observations des anciens et par les remarques des modernes, que les accidens les plus graves n'ont ordinairement cessé qu'à l'époque de la présence de la bile dans les selles ou dans les matières vomies. Nous avons observé aussi que les personnes qui n'avaient pas éprouvé de crise bilieuse languissaient long-temps, conservaient la peau froide et l'inappétence.

Ne pourrait-on pas induire de ces remarques que la muqueuse gastro-intestinale tombe dans un état de souffrance à la suite de plusieurs digestions opérées sans ce stimulant accoutumé. De là, fatigue des membranes et sécrétions d'un produit que l'on remarque dans les selles des cholériques. Ce ne serait donc pas sans quelque fondement, si, pendant les prodromes de cette maladie, lorsqu'il y a borborygmes, quand la digestion est troublée et qu'en même temps on ne remarque aucun signe d'inflammation de la muqueuse intestinale, si, disons-nous, on essayait l'influence sur le travail digestif de la bile des runimans, préparée et administrée sous forme d'extrait. Ce conseil n'est basé que sur une hypothèse, nous n'y attachons donc pas une grande importance; cependant on ne peut s'empêcher d'avouer qu'il y a une connexité bien marquée avec certains faits pathologiques observés dans le cours du choléra.

Chez la personne qui fait le sujet de cette observation si la bile arrêtée dans son cours accoutumé n'avait eu aucune importance, pourquoi le rétablissement de toutes les fonctions aurait-il été la suite du vide qui s'est opéré dans le reservoir de cette liqueur? Ce fait est appuyé de beaucoup d'autres rapportés par Delpech dans sa brochure déjà citée, pages 51, 159 et 190, il dit: « le doc- » teur Fif a observé que la réaction arrive plus vite chez les en- » fans; elle est accompagnée d'une diarrhée bilieuse... Dans » une autopsie, la vésicule du foie était pleine de bile que l'on » ne pouvait faire passer par la pression dans le duodénum... » Les écrivains s'accordent à dire que la bile ne parait jamais » dans les excrétions des cholériques. » Je ne l'y ai jamais vue.

Double dit aussi dans son rapport, pages 39, 46 et 56:

« Diemerbroeck place le siége du choléra dans le vésicule du » fiel....

« Un des premiers indices de la guérison, dans le choléra épi- » démique, c'est la présence de la bile dans la matière des vo- » missemens et des selles... » En général, il est rare que la gué- rison ait lieu sans l'apparition de la bile dans les évacuations...

Les autopsies prouvent aussi que la bile a été rarement évacuée par ceux qui ont succombé, non seulement dans le cours de la première période du choléra, mais aussi après plusieurs réac- tions.

(18) L'opium a été préconisé dans le prodrome du choléra pour calmer les grandes douleurs de coliques, et rendre les suites de la maladie moins promples et moins graves. On a observé qu'à cette époque son effet narcotique était presque nul, apparemment faute d'absorption. On a donc pu sans inconvénient l'administrer à une dose un peu élevée. Mais est-il prudent de suivre la même marche pendant la réaction et surtout quand les fonctions du ventre commencent à se rétablir? Non, sans doute, car il agit alors avec toute l'énergie de ses propriétés..... Il peut occasioner des congestions sur les organes qui déjà y sont prédisposés. D'ailleurs, en supposant que ses effets n'exposent à aucun dan- ger, nous ne voyons pas quelle peut être son utilité.

Nous ne sommes pas le seul de cet avis: M. Broussais dit dans son Traité: « La quantité de l'opium dépend du sentiment du mé- » decin; il y en a qui ne craignent pas de narcotiser; je ne suis » pas de ce nombre, etc. »

Delpech s'exprime ainsi:

Page 100 : « Elisabeth Ferguson ayant pris un lavement avec » deux grains d'opium tomba dans le délire et succomba... » (Un demi-grain seulement de plus que la dose administrée à Mme de***.)

Page 246 : « Il faut que l'opium soit donné à fort petites doses, » afin qu'il ne puisse produire d'autres effets que celui de la » diminution de la sensibilité; on sait que de plus grandes doses » donnent lieu à des stases sanguines au cerveau... »

Page 252 : « Nous avons vu des cholériques succomber au nar- » cotisme, que la maladie n'aurait probablement pas enlevés..... »

(19) Dans une chambre bien fermée, où il y a du feu au mois de mai, on craint de manquer d'habileté pour passer une malade d'un lit affaissé, mouillé depuis vingt-quatre heures, exhalant une odeur aigre de transpiration, dans un lit sec et chaud ! Voilà comment l'on comprend les soins hygiéniques !! Et on se récrie contre les préjugés des habitans des campagnes !

(20) Nous avons observé plusieurs fièvres intermittentes ordinaires avec des symptômes cholériques. Nous avons aussi traité une fièvre pernicieuse quotidienne. Le sulfate de quinine a fait des merveilles ; il a été utile à Mme de *** comme tonique. C'eût été une grande faute de l'administrer aussi tard dans une maladie avec accès périodiques.

Trituré dans de l'axonge, avec addition de tartre stibié, ce sel nous a très bien réussi en frictions dans les convalescences lentes ; nous y joignions les bains aromatiques.

(21) Nous ne connaissons aucun auteur qui ait parlé de la terminaison du choléra par anasarque général. Cet accident était l'effet de trop grande perte de sang. Il a prolongé l'état de convalescence.

TABLE-SOMMAIRE.

Les médecins seront-ils un jour d'accord au lit des malades sur le choix des agens thérapeutiques ? Page 3
Histoire de la maladie de Mme de ***. Prodrôme et invasion du choléra. 5
On voit l'imminence cholérique sur les traits de la face. 6
Les manuluves ne doivent pas être négligés. 7
Les potions calmantes agissent peu efficacement, la glace elle-même n'est pas toujours indiquée. *ibid.*
On doit craindre une réaction trop vive lorsqu'il y a quelques points douloureux dans l'abdomen. *ibid.*
Une saignée locale trop forte peut renouveler les accidens cholériques. 8 et 9
Le professeur Broussais; il répugne aux fortes applications de sangsues. 9
La vessie trop distendue renouvelle des accidens cholériques. 10
Quoique le calme règne dans les fonctions, on ne respecte pas l'écoulement des menstrues. 11
Dernière application des sangsues; il en résulte un état anémique. 11 et 12
Le docteur Treille reconnaît l'état anémique; il blâme les dernières saignées, et repousse la proposition de MM. L. et C. qui en proposent encore une huitième. 12
Nota. Le total des sangsues appliquées fut porté à 145 le 30 avril, qui était le sixième jour de l'invasion de la maladie; n'ayant pu obtenir une application de sangsues le 1er mai, on propose une saignée du bras. 13
Dans l'anémie, les mouvemens du corps provoquent des syncopes. *ibid.*
Crise définitive. 14
La vésicule du foie remplie de bile provoque des accidens cholériques. *ibid.*
La bile amassée outre mesure dans la vésicule provoque les mêmes phénomènes maladifs qu'un amas indigeste retenu dans l'estomac. 15
Peut-on administrer un vomitif pendant la rémission des accidens cholériques. 16
Un dérangement quelconque dans les fonctions des organes contenus dans la cavité abdominale peut ramener les phénomènes cholériques quand ils ne sont qu'appaisés, témoins les urines, la bile, des substances nutritives, des boissons, accumulées dans la vessie, dans la vésicule biliaire, dans l'estomac, etc. 7, 10, 14
L'opium est nuisible pendant la rémission des accidens cholériques, 16
Les grands soins sont-ils utiles dans la convalescence ? 17
Cause de la terminaison par leucophlegmatie. *ibid.*
Quelles sont les circonstances favorables aux progrès de la médecine-pratique ? 18
Traitement du dévoiement par les opiacés. *ibid.*

L'éréthisie caractérise l'état cholérique. 20
De la respiration d'un air glacé. *ibid.*
L'estomac des cholériques refuse souvent toutes sortes de boisson comme dans les gastrites aiguës reconnues de tous les praticiens. 21
Les lésions intestinales cholériques n'établissent pas des sympathies analogues à celles qui sont produites par les fièvres dites putrides, ataxiques, etc. 22
De la guérison du choléra par les sueurs. 23
Le professeur Broussais ne prodigue pas les saignées locales. *ibid.*
De la guérison du choléra par sédation directe. 24
Le battement du tronc cœliaque est loin d'indiquer toujours une inflammation. *ibid.*
Discussions puériles dans les consultations. 25
On peut observer l'anémie de la grande circulation quoiqu'il y ait un organe enflammé; observation pratique recueillie en 1820 qui le prouve d'une manière péremptoire. 26
C'est par révulsion qu'il faut traiter les phlegmasies violentes qui éteignent les sympathies actives de la grande circulation. 27
Il serait essentiel de constater si l'excrétion biliaire se fait sur la surface intestinale pendant les prodrômes du choléra. 33
Dans le choléra la sécrétion de la bile a lieu, c'est son excrétion qui ne se fait pas. 33
L'opium dispose aux congestions. 34
Des frictions avec le sulfate de quinine et des bains aromatiques. *ibid.*
Terminaison du choléra par anasarque. *ibid.*

Nota. On pratiqua encore une saignée locale après le rétablissement de la secrétion de l'urine et l'apparition des menstrues; elle retarda la guérison; que serait-il donc arrivé si le lendemain, quelques heures avant la crise définitive qui apporta une guérison subite, on eût appliqué de nouvelles sangsues et pratiqué une saignée de huit onces? *Cette gastro-entérite si violente, ces inflammations du cœur et des gros vaisseaux* se sont dissipées en une nuit et sans les saignées!!!

FIN.

ERRATA.

Page	*ligne*	*au lieu de*	*lisez*
17	30	leucophlegmasie	leucophlegmatie
22	17	interne	intense
»	»	embarras du traitement	embarras sur le choix du traitement
30	26	donc dans	donc tombés dans
31	24	l'espérer	l'opérer

Imprimerie de Brun, rue Richelieu, n° 92.

www.ingramcontent.com/pod-product-compliance
Lightning Source LLC
LaVergne TN
LVHW050502160826
845677LV00003B/897

* 9 7 8 2 3 2 9 6 5 6 1 7 5 *